気になる人が90%「ほぼうつ」だと思ったら。

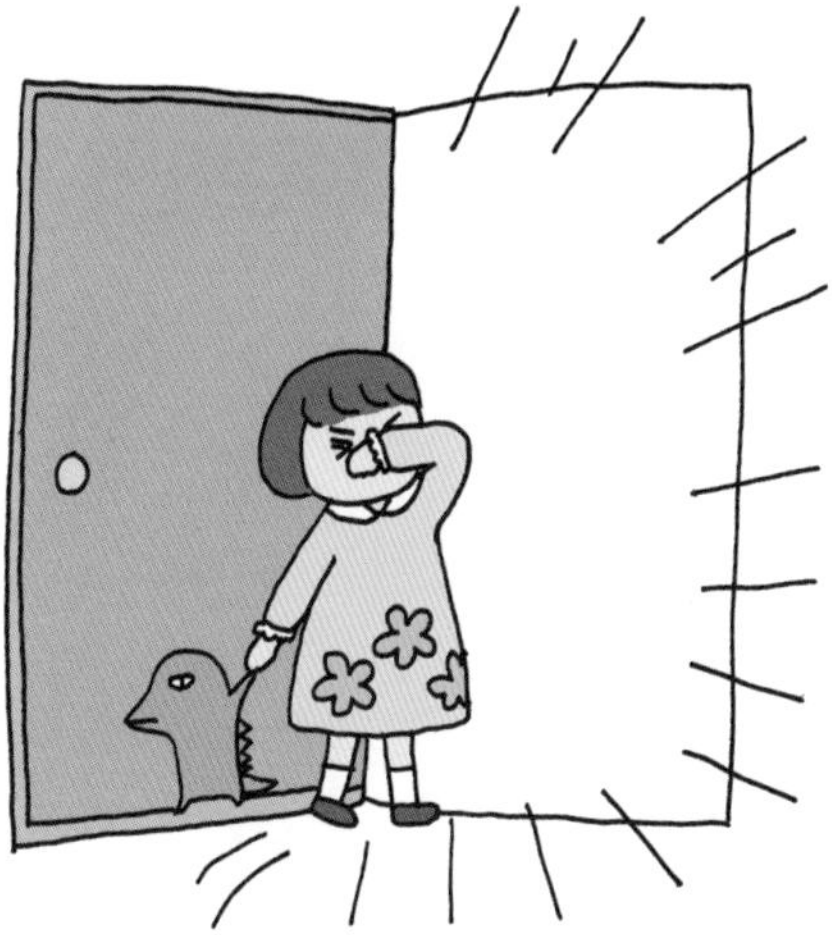

イラスト：細川貂々

はじめに

私の夫はうつになった。夫がうつになったからこそ今の自分があります。

けれども「夫がうつになって本当に良かったのか?」と問われると、「それは違う」と全力で首を横に振るでしょう。

私はただ、起きたことをそのまま受け止めてきただけなのです。

ただそれだけのことなのに、私は少しずつ成長してきたように感じます。

そうして……。

夫がうつになったことをきっかけに私はカウンセラーになろうと思いました。


「それはなぜ?」と言われれば、夫を苦しめるばかりか、この世から消してしまおうとまでする得体の知れない「うつ怪獣」を、私が「やっつけたかった」からです。

やっつけるために、たくさんたくさん勉強しました。

そのおかげで、私は成長し、知識を身につけることもできました。

でも、だからといって、身内が「うつ」になって良かったとは到底思えないし思いたくもありません。

あの苦しみから逃げ出しそうになった自分を否定せず、少しずつ、一歩ずつ、苦しみを苦しみのまま、楽しみを楽しみのまま、ありのままに受け止めて、受け入れてきたから今があるだけなのです。

この本には、「何かが変わるきっかけ」や「大切な言葉」や「思い」がたくさんつまっています。

私の思いと50人の大切な方々の大切な言葉が込められています。

今辛かったり、ブルーな気持ちになっていたりする方の心が、少しでも軽くなって「ほんわか」、「じんわり」と温まっていただけて、「なりたい自分になるきっかけ」のようなものを見つけていただけるとうれしいです。

最初から読まなくても、どうぞご自由に、お好きなところからお読みください。

目次

第3章　私の大切な人たちからの「大切な言葉」…49

アンケートご協力のお願い

この度、『気になる人が90％「ほぼうつ」だと思ったら読む本』を手に取っていただきまして本当にありがとうございます。今後、うつをはじめ〝つらくなっている人〟を支えているあなた、その「あなた」をサポートする活動を行うにあたり、皆様の貴重なご意見をぜひ参考にしたく、アンケートを実施させていただければと存じます。

アンケート項目は３つのみです。３分程度で終わる内容となっておりますので、お忙しいところ恐縮でございますが、ご協力のほどよろしくお願い申し上げます。

アンケートの回答はこちらのＱＲコードからご入力ください。

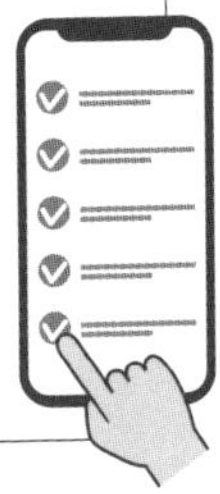

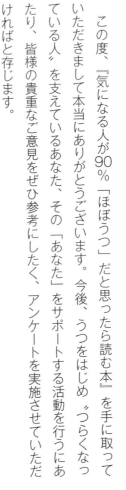

第1章

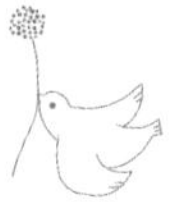

私のもどかしい出来事たち

~大切な誰かがいること~

身内の「うつ」私の体験談　『うつが突然やってきた』

「ごめん、この扉（玄関）を開けられない」

その日は、突然やってきた。

「これがうつってやつかぁ〜」と瞬時に「うつ」という言葉が頭をよぎった。

ポテトチップスを食べテレビのワイドショーを見てずっと平凡に生きるものだと思っていた。だが、その日を境に私の人生は１８０度変わった。天国から地獄へ真っ逆さまに急降下したのだ。

夫は確かに最近少しいつもとは違うとは感じていた。けれど、「疲れているだけ」、「少し寝不足なだけ」、「気分がちょっと悪いだけ」だと思おうとしていた。

まさか、自分の家族が「うつ」になるなんて……当時は思いもしなかった。

ありえなかった。

突然降ってきた状況に私はなす術がなかった。うつのことなど何も知らない。だからあの時、あの状況に抵抗するなどできるはずもなく、「降参」するしかなかった。

すぐに病院に行こうとした。しかしどの病院にも「予約がないと診察することはできません」と断られた。

「いやいや、目の前に得体のしれぬ病気に罹った夫がいるのに、病院に行くことができないなんて……」

そもそも、予約って？　「3日後にうつになる予定ですので、予約をお願いします」とでも言って予約をするの!?

心療内科や精神科に受診した経験はなく、何が普通なのか分からない。ただ目の前の凄まじい光景だけが逃げることのできない現実なことは確かだった。

電話を片っぱしから掛けまくった。

なんとかその日の夕方、クリニックの診察を受けることができた。

しかし……。

「うちでは対応できません。紹介状を書きます」

「……」

ようやく見つけたクリニックの手には余るらしい。病院を紹介され、また電話をかけた。

「1ヵ月待ちです」

「……」

何かの冗談なのだろうか。この状態で1ヵ月の放置はありえない。

クリニックに掛け合ってすぐに見てもらえそうな病院をやっと紹介され受診した。だがそこでも、

「うちではなく大きい病院を紹介します」

ああ、今思い返しても息が苦しくなってしまう。

病院から病院、また他の病院。病院難民だ。5日間で3つの病院を巡った。最後に辿り着いた病院で、「入院です」と告げられた。

私の前にいる夫はいたって普通に見えた。しかし病院の先生の診断は即入院だ。正直何が起こっているのか、目の前の現実を抱えきれずに呆然とした。

「突然の日」から1週間後、夫は入院した。

それは6歳の上の子の幼稚園の父親参観日の直前だった。何というタイミングの悪さな

のだろう。もちろん外出許可など出るはずもない。

入院した日、何もやる気が起きず、心うつつのままスーパーで買い物をした。会計の時、レジから「パンパカパーン」と陽気な音が響いた。

「？？？」と困惑していると、店員さんから「何かのお祝いですか？　おめでとうございます」と告げられた。ポイントカードに登録していた記念日に反応して音が鳴ったらしい。

そう、入院したこの日は「結婚記念日」だった。何という……タイミングなのだろう。心臓をギュッとつかまれたような気持ちになった。

入院して1ヵ月程経った頃、従妹の兄がバイク事故で亡くなったと連絡があった。夫に伝えると葬儀に出たいと言った。しかし、担当医は「外出許可は出せません」と告げた。

「えっ。お葬式にも出られないの」

夫の症状はそこまで悪かったのだった。私の想像以上にドクターの診断は深刻だったということを痛感する。

それから「8年」だ。

小さな波、大きな波、荒波もあった。

何とか乗り越えてきたなぁと思う。でも振り返ってみると、正直「キツかった」

本当に苦しかった。

今では夫は毎日、普通に仕事へ行き、週末は山登りを楽しめるまでになっている。


今でも、何が寛解の理由なのかは正直分からない。

ただ、この間、信頼できる人に出会い、素直に頼ることができたのはありがたい経験だった。


「8年間……」

がむしゃらに何かに取り組む8年間だった。

私にとって、何もしないことが恐怖だったのだ。

思考の空白時間が不安でしかなく、将来を思うことがとにかく恐怖だった。

友だちには「めぐちゃんはすごい。私にはできない」と言われるほどストイックに何かに没頭した。

恐怖と追いかけっこをして逃げていただけだ、と今ならそう思える。


この間、私がしたこと。どんなことをストイックにしたかというと
「8年をかけて通信の心理系大学を卒業」

「行政書士試験チャレンジ8年」

当時の私は結婚を機に仕事を辞め、8年間専業主婦だった。その前は商業高校を卒業しアパレル会社に就職したが配属先は経理だった。心理学や法律の知識などは全くのゼロで関心を持ったことさえない。

そんな私が、この2つの目標を自分に課して「看病」「家事」「育児」「仕事」「親の介護」と一人五役をこなしながら、勉強に勤しんだ。達成するまでに8年もの時を費やした。

私は、この末広がりの「八」という数字が好きだ。だから2つの目標の達成に8年かかったことには何か運命的な意味があると感じている。

ちなみに私のホームグラウンドの一つは「まる八」の名古屋だった。夫と出会ったのも

名古屋だ。

なぜ私は頑張れたのか？

おそらく「何も考えたくなかった」からだ。

もともと私は「クヨクヨ星人」だ。

すぐに落ち込む。すぐに世界が終わる。明日が来なくなるような今日がよくあった。

だから、自分に考える時間を与えないほど勉強にのめり込んだ。

その「おかげ？」なのだろうか。良い副作用が起こる。私に何か変化が起きたらしい。

私の変化を一番敏感に感じたのは子どもたちだった。そもそも子育てに余裕がなく、私は決して優しいママではなかった。その私に、「ママは勉強を始めてから、おだやかになったね」と言ってくれている。

振り返ると、8年間の学びは私の今の人生に大いに役立っている。

けれども当時渦中の私に「高卒専業主婦の何の取り柄もなかった「あなた」が、なんとか8年後に行政書士に合格し大学も大学院も卒業してMBAまで取得し、本を書いているんだよ」と伝えたら、きっとこう言い返すだろう。

『私なんかがそんな風になっているわけがない、ウソつき』って。


ある日、こんなことがあった。

子どもの同級生のお子さんが
「お父さん、今日は遊園地に連れて行ってくれるって言ったのに仕事で急に行けないって言うんだよ」とプリプリ怒っていた。

「あっ」

とハッとした。

うちの子どもたちは、同級生のような不満を抱くことさえもできない。

そう、当時のうちにはお父さんと遊園地へ行くという選択肢自体が失われていた。

そんな中でも夫の両親に子どもたちの姿をビデオに撮影しCDに焼いて送っていた。

ビデオを見た母から
「こんなに大変な中でも子どもたちの笑顔を絶やさないでいてくれて、ありがとうね」と感謝の言葉をもらった。私は当時無我夢中で目の前のことに追われ、とても自分を客観的に見る余裕なんてなかった。
だから、この母の言葉で
「あーそうなんだぁ。私、出来ていたんだぁ」と、子どもたちがスクスク育っていることを実感できホッとした。

様々なこともあり、正直「実家に帰りたいなぁ」と思う時期もあった。

でも、そうしてしまうと子どもたちの人生をガラリと変えてしまうことにもなりかねない。その決断が果たして子どもたちに良いことなのか悪いことなのか分からなかった。私は帰らないことを決め、気持ちを切り替えた。

今の子どもたちの友だちとの交流を見ていると、結果的には当時の決断で良かったのだと思う。

　また、「鎌田さんは幸せそうね」と、当時の私の状況を何も知らない友人から評される時もあった。そう言われても私は微塵もうれしくはなかった。ただ私は自分の現状を分からないように隠し、演じていただけだ。振り返ると、当時の私は「痛かった」と思い、切なくなる。


「うつ」は得体の知れない「怪獣」だ。

外からは一見普通に見える。

おそるべし「うつ怪獣」だ。

ガオー。

当時（2005年頃）は「うつは病気です」というCMが流れていた時代だった。

だからこそ、夫がうつであることを公にはしたくなかった。

こんなことを言っては不謹慎だが「ガンの方が（言えて）まだ良いなぁ」と思っていたほどだ。

だが、こんな私に神さまは思いもよらぬ警告を与えた。

「ピンポーン」

夫の親友でもある後輩が同じ住宅に引っ越してきた。

その時夫は病院を退院し自宅療養中で、暗い日常を送っていた。夫は誰にも会いたくないと言っていた時期だった。

「大変申し訳ないのですが、（夫が）今は会えないと言っていて……ごめんなさい」と伝えた。

すると次の瞬間、後輩の口から思いもよらない言葉が返ってきた。

「分かりました。それではこれだけ伝えてください。僕はガンになりました」

私はその言葉が今でも脳裏に焼きついて離れない。

彼はその時、まだ35歳という若さだった。

その2年後に彼は亡くなった。

夫がやや回復した頃に、夫は彼とだけは会いたいと言い、会うようになった。

家族でご飯を一緒に食べている時に彼はこんな言葉を言っていた。

「今まで、普通だと思っていたことが、どれだけかけがえのない時だったのかと、今になってわかったんだぁ」

人それぞれに〝普通〟の基準は違う。けれど、自分が普通としていたものが、かけがえのないものだと気づく時、それは残酷にも、その普通が壊れてしまっている時なのだと思う。

私も、それまで「普通」に何の有難みも感じていなかった。友人の言葉は深く身に迫るものがあった。


独身の彼のお世話をするために、遠く九州からお母さんが来ていた。

私にも、小学生の娘にも丁寧に「息子をよろしくお願いします」とあいさつをされた。

そのお母さんは「男一人暮らしだからあまり物がなくてね。でも、買い揃えないようにしているんです」と言った。

彼の余命は長くない。

何気なく言った言葉から母親としての覚悟と、状況の重さを痛感した。友人が危篤状態と聞き、お見舞いに行こうとしたがストップがかかる。

彼のご両親から「今の息子には会わせられない」と言われた。残念ながら、最後に友人に会うことは叶わなかった。

しかし、ご両親がどんな気持ちで「今の息子に会わせられない」と伝えたかと思うと、胸が切なくなる。

亡くなる数日前に彼から夫に電話があった。

「僕は、鎌田さんがうらやましいなぁ。今までありがとう」と。

いつもと変わらない声だった。ただ、か細い声だったと夫は言っていた。

その1週間後に彼は息を引き取った。

もっと生きたかっただろうに生きられなかった命。

これからは「がんの方がいい」なんて軽率に言葉や態度にも出すまい。

固く、そう誓った。

彼からは命の向き合い方を教えられた。

神様は、酷だ。私の目を覚まさせるのに、こんな雷に打たれたような衝撃的な経験をさせるなんて。私は思い知った。


人には必ず最後の日がやってくる。

それは誰にでも平等にやってくる。

生きていくのは、正直めんどうくさいし、しんどいこともたくさんある。

でも、その一方で、生きていくのは、笑ったり、喜んだり、楽しいこともたくさんある。


自分の人生は自分のものだ。

周りに振り回されない「自分らしい」自分でいたい、と私は思っている。

そして「今、この瞬間に命の終わりを迎えても後悔しない生き方」をしていきたい。

鎌田　めぐみ

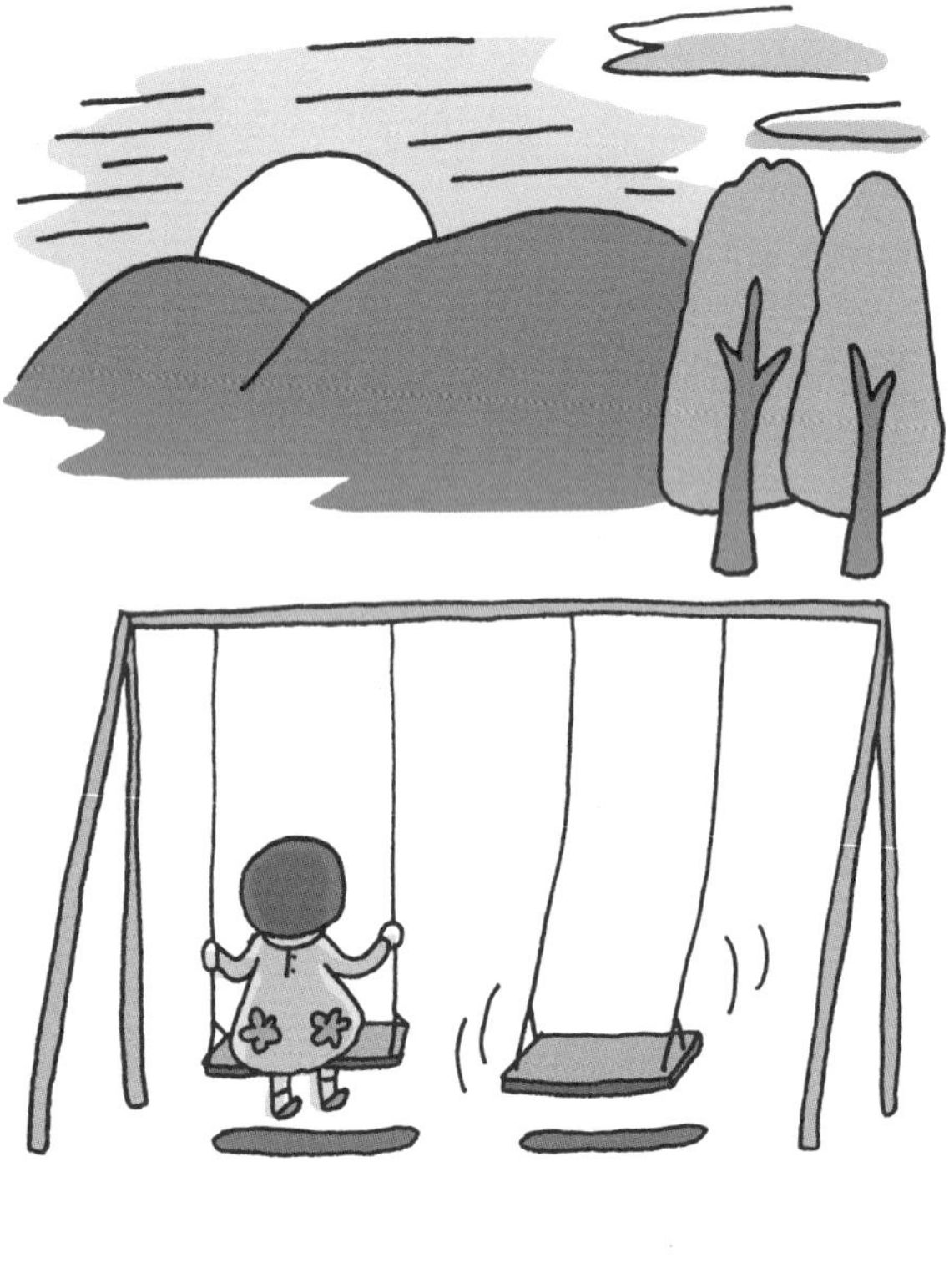

イラスト：細川貂々

第2章

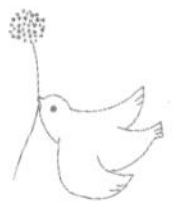

自分じゃないからもどかしい

〜過去の私と新しい私〜

身内のうつの経験から

（うつ病で休んでいる夫への）声のかけ方が分からない。

こんなことを言ってしまったら逆効果なのでは？

言葉が爆弾のような気がして「怖い」。

なぜだろう？　何がそんなに「怖かった」のだろうか？

……。


私は夫に寄り添い力になりたいと毎日必死だった。けれど本当の支えとはなっていなかったのかもしれないと、今となっては思える。

当時はどうすれば良いのか見当もつかなかった。私はいつもの延長で、流行っていたドラマ『冬のソナタ』を見て泣くような日常を続けていた。しかし心の奥の不安は熾火のように絶えず、暗闇の中にいた。私には何をするのが正しいのか、ただただ難しかった。

（夫に）仕事に行ってほしい気持ちが高じるあまり、

「うつでも仕事に行っている人はいるのになんで行かないの！」と
怒って（夫を）責め立てる時もあった。

でも、それは骨折している人に
「とにかく走れ！」
と無理難題を押し付けているようなもの。

一般的な病気とは違うのだと
私が勝手に決めつけていたのだ。
今ならそう思えるけれど、やはり当時の私には難しかった。

今、気づいたこと・感じたこと・思っていること
自分にメッセージを書きとめてみてください。

過去の私へ

その時は、まわりに「うつ」の人も少なく、情報も少なかったからしょうがなかったよ。

今の私へ

雷が頭に落ちるような襲撃を与えてまで、私が気づいたことは「こわがらず、めんどうくさがらず行動」することかなぁ。

未来の私へ

信頼できる人がいるから大丈夫。
こわがらなくてもいいよ。

「自分を救えるのは自分だけ」

周りがどれだけ助けようとしてくれていても、それを素直に受け入れて行動するのは私自身だから。

多くの方々に支えられて私はここにいる。感謝している。
けれども、決断し、行動するのは私だ。
強くなりたい、強くなろうと思った。

今、気づいたこと・感じたこと・思っていること
自分にメッセージを書きとめてみてください。

過去の私へ

今の私へ

未来の私へ

うつ病がまだ特別な病気で、精神科受診に対して抵抗が強く、偏見の目でさえ見られていた15年前、勇気を出して、信頼している友人に打ち明けた。

友人は「(私に)話してくれてありがとう」と言ってくれた。

でも正直、友人に話すまでは、言おうか言うまいか胸の内を明かすのが怖かったのは事実だ。

というのも、「○○さんの旦那さん「うつ」だって。終わったよね」と私の夫がうつと知らずに、そんなうわさ話をしてくる人もいたから。

友人の対応にはこの上ない心の温かさを感じた。


私は当時、自分に降りかかる出来事に対してことごとく悲観的な気持ちになっていた。

何もかも、うまくいかないと感じていた。

そんな中で、交通事故にもあう。

母も要介護4になり何一つ身の周りのことができなくなった。

母を介護していた父は脳梗塞で倒れ、身動きできず寝たきりとなった。

何度も何度も３００ｋｍ以上離れた親の元を往復し、体力も気力も限界ぎりぎりだった。私にだけ不幸が連続していると感じ、苦しみに呻いていた。

でも、現実に抵抗することなく、すべての事象をありのまま受け止められるようになった。

今の私は……

心の平穏が訪れたと思えるような暮らしができている。

身内にうつがあったことで関われた人たちもいる。人の温かさを感じた日々だ。

私がすごく大変な時に、安心させようと子どもたちへのお土産を持ってすぐに駆けつけてくれた人がいた。

心が芯まで冷え切っていたほど震えてつらい時に、温かいスープを飲ませてもらったような気持ちになり、泣きそうな思いを落ち着かせることができた。

今はお亡くなりになってしまったけれど、残してくれた温かさは今も変わらず私の心の中に残っている。今も感謝の気持ちしかない。

今、気づいたこと・感じたこと・思っていること
自分にメッセージを書きとめてみてください。

過去の私へ

今の私へ

未来の私へ

びっくりするほどのすごいドクターに出会ったこともあった。
夫に合った病院を探し、見つけた病院への転院の末の偶然だった。
こんなこと（夫のうつ）でもなければ、おそらく出会うことはなかっただろう。
まさにご縁だった。
オーラが半端なかった。
大きな、とても大きな器に直接触れたような気がする。
私にとって、信頼できるドクターは本当に心強い存在だった。

寛解したとはいえ、まだ夫にはうつの種は残っていると思う。
再発の可能性も否定はできない。
ただ、夫に対する関わり方をずいぶん攻略できたと思っている。

夫「仕事、行きたくないなぁ」

私「いいじゃん。休んじゃえ。いいなー、有給いっぱいあって」
夫「あぁ、あんま休み残ってないや。やっぱり今日は行こうかな」
夫「もう、どっか行きたいなぁ。もう戻ってこない」
私「好きな山に行ってきたらいいよ。テント泊で1週間くらい行ってきたら？」
夫「……。1週間の荷物は重いよ。週末、雲取山に一泊で行ってくる」

ここまでなら言っても大丈夫だけど、ここから先は危険ゾーンとか。
そんな境界線を自分なりにつかめたのは収穫と言ってもいい。こんなことを語っている私だが、反対に夫もおそらく私のことを攻略したと思っているだろう。
結局は「お互い様」なのだと思う。

入院中、ほかの（精神疾患者の）家族の方から励ましの言葉をいただく。

「小さいお子さんがいるのに大変ね。（家族を支えられるのは）私たちしかいないから一緒に頑張りましょう」と。

一瞬「何を？」と思った。

夫は働くこともできず石のように押し黙り、生きていると言っていいのか分からない存在になってしまった。まだ手がかかる子どもを私一人で育てなければならない。

頑張る？　どうやって？

……。

声をかけてくれたこの方も、きっと私と同じ。同じように苦しみもがいていたはず。でも、他人である私ににこやかに声をかけ、励ましてくれた。

きっと、同じ気持ちを知っているからこそ私に寄り添ってくれたんだ。

私は、少しだけ安らぎ、どこかほんわかした気持ちにもなった。

※当時子どもは6歳と3歳

今、気づいたこと・感じたこと・思っていること
自分にメッセージを書きとめてみてください。

過去の私へ

今の私へ

未来の私へ

過去の私は意気地なしで、なりたい自分もなく、何か新しいことに踏み出す勇気などなかった。

現状維持、無難が大好きだった。


けれど、ミラクルは自分でも起こせる。

ほんの少しの勇気さえ持てば……。

どんな勇気かといえば、ちょっと怖いけど走ってみる行動をする。走ったら、そのまま突っ走ってみる。

ただそれだけ。

10年前の自分にそんなメッセージを伝えたい。

でもあの時の私からは、きっと『そんなこと起こるわけない』『ウソつき』『ありえない』なんて言葉が返ってくるに違いない。

当時の私が想像できないくらいに私は変わることができたと感じる。

友人から「思いを次々に実現しているね」と言われた時にハッとした。

自分では、その変化に気づいていなかった。


人は、ミラクルをきっと起こせる。

一歩を踏みだす、ほんの少しの勇気があれば。

今となっては、自信を持ってそう思えるようになった。

私は今、未来が楽しみになった。


憧れは人を育てる。

こうなりたいなぁと思える人が身近にいると、具体的にイメージができて行動しやすい。

その人の中に咲いている花の種が、もともと自分の中に存在しているからこそ、魅かれるのだと思う。

けれども、水をやらなければ種は芽吹かない。種によっては、水ではなく言葉や、行動なのかもしれない。

私の種は、人との関わりの中ですくすくと育っていくようだ。
誰にでも、何かの種が備わっている。でも、気づきにくい。
きっと、あなたが魅かれる人の中にそのヒントがあるのかもしれません。

「ありがとう」
×
「ごめんなさい」
当たり前の言葉のようだけれど、実際に伝えることは意外に難しいかもしれない。

気になる人が「うつ」になったとしたら
先の見えない不安や、気持ちがやきもきするかもしれないけれど、
ただただ、そっとしておくことが大事かもしれない。
そう。
そっとしておくことも大切だと、あの時の私には難しかったけれど今ならそう思える。

今、気づいたこと・感じたこと・思っていること
自分にメッセージを書きとめてみてください。

過去の私へ

今の私へ

未来の私へ

「今日も空は青い」

当たり前なことは当たり前に回っている時には、何も感じない。

その当たり前が崩れた時に、その当たり前が当たり前でなかったと気づく。

当たり前のありがたさに感謝。


「つらくなっている誰かを」支えている方が疲弊しないように、
私は、サポートする方々が集うことができる場づくりをしています。

そんな人たちをサポートする場は、

「お互いの存在が感じられる」場所です。

そこで互いの気持ちをシェアできる関係性をつくる。

そこで、生きることが楽しみになり、気持ちに蓋をしないで本来のその人らしさを前面に出しながら生きていけるような時間を共に過ごす。

オープンな関係で、互いに胸の内をシェアできる場づくりをしていきたい。

「助けてと言える勇気」

「手伝ってと言える勇気」

言えない、言えない、言えない。

でも、ほんの少しの勇気が持つことが出来たら、人はさらに逞しくなる。


心の深呼吸をしてみよう。

まずは、腹式呼吸から。

鼻から息をゆっくり吸って、お腹が膨らんでいるのを感じたら、ゆっくり口から息を吐く。

心が安らぎ、軽くなり、束縛から解き放たれてく。

「ゆっくり吸って」「ゆっくり吐いて」を繰り返す。

自分自身と向き合う時間を持つ。

今自分が「何をしていて」「何を感じていて」「何を考えている」か。

そんな心の状態に「気づいて」「手放して」「元に戻る」ことが大切。

抑圧している本音に気づき脳を休ませ、今ある心と身体の状態を素直に受け入れてみる。

「自分の今の状態に気づく」

それは、同じことを繰り返して考えるクセだったり、実はこんな良いことがあったのに忘れていたなぁとか、なぜ？　こんなことでイライラしていたのだろう、とか。

今に、どうやって向き合うかに気づく。

それが出来るやり方の一つがマインドフルネスです。


「幸せ」は追いかけるものではなく「今、この瞬間に感じるもの」です。

あるがままを感じることが大切。

あなたは今、何を感じていますか？

今、気づいたこと・感じたこと・思っていること
自分にメッセージを書きとめてみてください。

過去の私へ

今の私へ

未来の私へ

夫がうつになって、抵抗していたことがあります。それは、

「人との関わり」

これは子どもの時からの私の宿題です。

子どもの頃から、人前に立つのも苦手、友だちと仲良くすることも苦手、代われるものはすべて母に代わってやってもらうほど、とにかく人との関わりが苦手でした。

逃げて隠れていた、人と深く関わり合うことを今は自ら進んで選び、子どもの頃からの宿題に向き合うことになりました。

現在は「人見知りなの」と言うと笑い話のネタになるほどですが、根っこには人見知りの種が今でもあると感じています。でも、そんな自分を分かったうえで人と向き合えるようになりました。そのキーポイントは、

「自分を理解して知ること」

「その上で他者を理解して知ろうとすること」

そして「自分のいる環境を理解して知ること」です。

メッセージの最後に

知識として知っておいてほしいことがあります。
自殺行動は「衝動」です。
本当につらい時には、誰にでも前触れもなく突然襲ってきます。
「衝動」は、突然襲ってくるのです。

もしも突発的に自殺行動の衝動が起こったら

・しゃがみ込む
・自分で自分を抱きしめる
・助けを求める
・身体を動かす（顔を洗う、ホットタオルで首や顔を温める）

など、衝動を逃すための行動を取って耐えてください。

自分で自分の身を守ることはできるのです。
あなたも、あるいは周りで誰かを支えているあなたも
このことはぜひ知っておいてください。
お願いです。

監修　三鷹カウンセリングルームリバイブ　小島知子先生

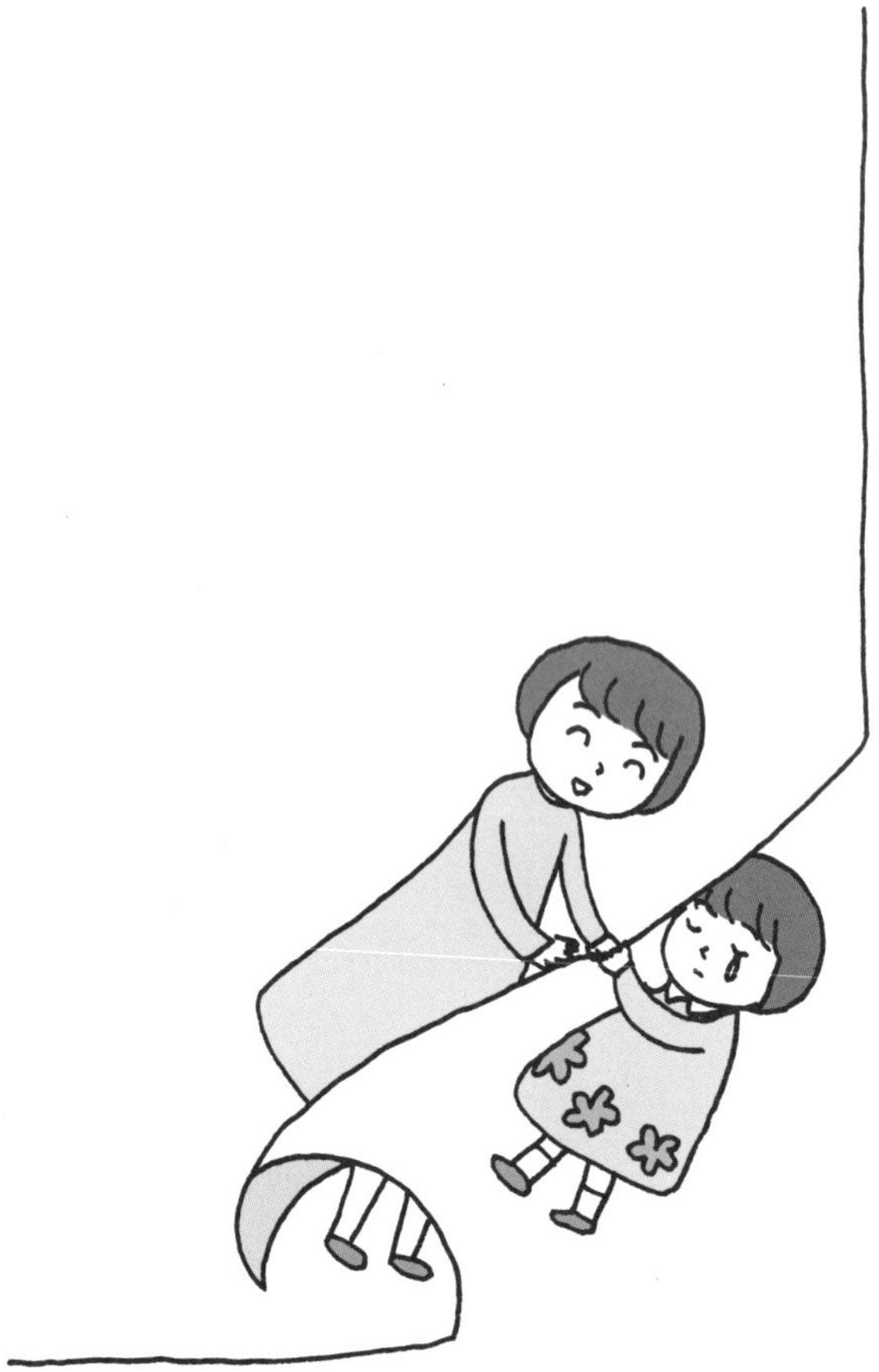

イラスト：細川貂々

第3章

私の大切な人たちからの「大切な言葉」

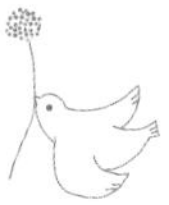

まずは、私の大切にしている言葉です。

広岡浅子氏　朝の連続ドラマ小説のモデルとなった明治の女性実業家であり大同生命の創始者の言葉。

「九転十起生　きゅうてんじゅっきせい」

九度転んだとしても十度目で起き上がることができれば、前の九度のつまずきはなくなり最後には勝つことができる。転んでも起き上がり歩み続けるのでなければ、真に確固とした歩みとは言えない。


「やりたいと思うなら、やってみたらいい」

法律知識ゼロからの行政書士試験受験や30代になってからの大学進学という無茶ぶりを目指したいと伝えた時に、夫から言われた言葉です。


行政書士試験に7回も不合格になり、周りからは冗談ぽく「3回落ちたら普通は諦める」と言われたりし、諦めようと思った時に

「ここまで来たらやるしかないでしょ」

と夫は背中を押してくれました。

うつの夫を支えるという渦中にありながら、8年という長い年月をかけて合格と卒業をつかみ取れた原動力は、その夫の言葉でした。何かを行おうという意志があれば、前に進むことができる。

成し遂げようとする思いが大切なのだと感じました。


この言葉は、夫がうつの渦中にいた時の私の大切な言葉であり、人生を変えたお守りのような言葉です。

実際に出来ることが増え、人との関わりにも変化がありました。言葉には、人が力強く前に進む原動力があると私は信じています。


ここで、50人の大切な言葉、人生を変えた言葉をご紹介します。

今、苦しい思いの中にいるかもしれない方に、何か気づきや届くものがあれば幸いです。

ありのままの自分を認めてくれる言葉

「知子は知子らしく生きろ」

私の兄は40歳で大腸がんになり命を閉じました。私が35歳の時でした。兄からの贈り物としてのメッセージは、私らしく生きる、ということでした。今でも何かあると思い出し、「私は私でよいのだ」と思えて勇気づけられ、今日に至っています。

三鷹カウンセリングルームリバイブ 代表　小島　知子

私の尊敬するカウンセリングの先生です。
憧れです。

自分らしく

水城　優子

私の自分らしさとはなんだろう。
知っているようで知らない気がしました。
「自分らしさ」を考えさせられます。

「ありのままの自分を愛し、ありのままに生きる」

SR

なかなか出来そうで出来ないかもしれない。
ただ、何かがきっかけで「すーっと」出来るようになるような気がします。

「歳を取るのも、まんざら悪くない。自分の人生、人と比べることも無いなあと思ってきた。これからは、自分の好きなことだけやっていこうと思う」

病と共に生きる母の口から、ふと溢れた言葉。

Y・O

じんわり温かい言葉が心に響きます。

人がやらないこと、やりたくないことを積極的にやりなさい。それが必要とされる人になるから。父に言われた言葉です。

しげ

お父様の偉大さを感じます。言葉が「じぃーん」と心に染み入ります。

結婚式の前夜、実家の私の部屋の机の上に白い封筒があった。母からの手紙だった。あなたが私の娘でよかったよ。お嫁さんに行っても娘は娘だよ。ありがとうと書いてあった。私の娘も結婚したが、私も同じくありがとうと書いて渡した。

万里子の娘

「ありがとうのバトン」に感動です。

神様の愛ですべてうまくいっています

皇村　昌季

この言葉は、私のヨガと瞑想の先生のものです。

良いことも、一見嫌なように見えることも、すべてのことが順調に進んでいる証だと思えるようになりました。

祝詞「六根清浄大祓詞」の「目に諸々の不浄を見みて心に諸々の不浄を見ず」から始まる一節。「耳、鼻、口、身」と続き、「意に諸々の不浄を思ひて心に諸々の不浄を想はず　此の時に清く潔きことあり　諸々の法は影と像の如し　清く浄ければ仮にも穢ることなし」

私が私の心を裏切らずに生きているから。清く潔い魂はどんな汚いものにも穢《けが》されることはない。色々なことを体験したり、見たりしても、私の心は乱されない。私がまっすぐ前を向くためのお守りの言葉

小紅

自分の心を裏切らず、正直に生きることが大切ですね。

「人生はあなたが主役。誰からも批判されるものではないの。だからやりたいことをやりなさい」

少年時代の担任の先生の言葉です。今私がここにいるのは、この先生の言葉のおかげです。

男澤　誠

自分が人生の主役だなんて到底思えなかったです。
こんな言葉を言ってくださる先生に出会われ、今も実行されている男澤さんに憧れます。

野の花のことを考えて見るがよい。紡ぎもせず、織りもしない。しかし、あなたがたに言うが、栄華をきわめた時のソロモンでさえ、この花の一つほどにも着飾ってはいなかった。きょうは野にあって、あすは炉に投げ入れられる草でさえ、神はこのように装って下さるのなら、あなたがたに、それ以上よくしてくださらないはずがあろうか。

依田　真美（相模女子大学大学院社会起業研究科　教授）

「ルカによる福音書」より。
存在しているただそれだけで奇跡的で素晴らしいです。

落ち込んだときに元気をくれる言葉

人は幸せになるために生きているんだよ。必ず幸せになると決まっているんだよ。

白川　悦子

「必ず幸せになると決まっている」これ以上の言葉はないのではないでしょうか。

人生において、マイナスの振れ幅とプラスの振れ幅は、イコールになる。つまり、辛い思いが深ければ深いほど、幸福な思いも同じだけ、幸せな思いをすることができる。と、教えてもらったことがあります。なるほど、こんな風に考えると、今辛い思いをしている分だけ、幸せな出来事がきっとあるから、今の自分をしっかり見つめて、前に進んでいったら、きっと誰にも負けない位良いことがきっとこの先に待っていると、信じて頑張っていけます。

M・N（まーちゃん）

つらいことがあると撃沈してしまい2、3日回復できない私です。その深さが深いほど、幸せも深く感じられると思えば、逆に「わくわく」に変えることができる気がします。
つらい時にこそ、励みになる言葉です。

あなたは一人ではない。つらい時にはあなたの横には神様が歩いてくださっている。

つらい時には、孤独であることがつらかったのですが、当時教会の神父様がお話されていた言葉に、一人ではないと思えることで祈ることを覚えました。

りさたん

「つながり孤独」という言葉があります。
人とつながっていても孤独を感じるという現代。
心のよりどころがあると、それだけで力をもらえます。

『好きなだけ泣きなよ。こぼれた涙は仲間で拾ってやるから心配するな』

今まで仲間という存在がなくいつもひとりぼっちでした。初めて自分をさらけだし号泣しました。その時に「仲間で」という言葉を聞いて、初めて自分に仲間がいると意識が生まれ、ひとりぼっちから「仲間がいる」「分かり合える人たちがいる」と変化しました。何かあっても支えてくれる仲間がいると明るい温かな気持ちとなり、人にも優しい気持ちになれました。人の痛みの分かる人間でいつもいたいと思っております。

みけどん

分かり合える仲間がいる。素敵です。人は受けた恩や愛を人に返すことが自然に出来ると言われています。ほんわかと優しい気持ちにさせていただきました。

「いつもここにいるから」

精神面でしんどかったり辛い時、苦手や自信がなくても何かに挑戦する時にこの言葉を何度か友だちからもらい、「頑張れ」よりも心に響き何があってもこの人がいるなら良いか、と思えいつも行動の後押しになっています。

武村　育枝

いつも素敵な笑顔の育ちゃん。「いつもここにいるから」と言ってくれる仲間がいる。なんて素敵な環境なのでしょうか。

「みんな根っこでつながっているよ。だから大丈夫！」

地のメッセージとして、友人が贈ってくれた言葉
根っこは見えなくて、華々しさはないけれど、しっかりと根をはることで、周りや自分のルーツ（ご先祖たち）と繋がっている、だから大丈夫だよ。と言っている気がして、とても安心した気持ちになりました。

まきぞう

地球だって根っこをたどれば一つにつながっていて、みんながつながっている。そして影響を与え合って生きているだなぁと感じました。

「それでいいんや、それができるやつがどれだけいると思う？」

特技もない、面白い話もできない、営業は向いてないな……と悩んでいた新人時代。

「私は真面目に回ることしかできないんです」と苦笑いで答えた私に支店長がかけてくれた救いの言葉。私のできることをやろう！と自信に変わりました。

営業コンサルタント・キャリアコンサルタント　古屋　まきこ

苦しい時に救いの言葉をかけてくれた上司の方は素敵です。
それを素直にキチンと受け取った、まきこさん。
かけがえのない出会いだったのだと感じます。

「失敗は成功のもと」

何か行うとすれば失敗はつきものです。大切なのは失敗した時にどうすれば繰り返さないか、克服できるか考えることを重ねて成功に結びつける。そうすれば失敗ではなく、成功にたどり着く過程になる。だから失敗は必要なことなのです。失敗しないことばかり考えて、時には指導者や上司の顔色を窺い失敗を恐れていました。ある講演で失敗を起こさない仕組みや、その方策を考えるという失敗学を知り、そこから失敗はつきものであり精神論ではなく仕組みを考えるようになりました。今では失敗はダメなことではないと考えています。

えい　野球指導者

失敗を重ねて、人は成長していくのですね。恐れずに前に進むことで良い変化が起こるかもしれません。

つらいときの気持ちの処し方を、またひとつ教えていただきました。

『あなた方の会った試練はみな人の知らないようなものではありません。神は真実な方ですから、あなた方を耐えることのできないような試練にあわせるようなことはなさいません。むしろ、耐える事のできるように、試練とともに脱出の道もそなえてくださいます』

聖書の言葉です。つらい事にあった時に、成長の時期かも、もうちょっとやってみようと思えます。

あぐり

ゆずの曲、栄光の架橋からインスピレーションを受けた言葉
「今は苦しくて辛くて悲しくて誰にも相談することが出来なくても、生きてさえいれば必ずこの暗いトンネルの暗闇の中から抜け出すことが出来る」です。
自分への最高の、前向きになれるメッセージです。

野島　蜜華

暗いトンネルの中にいても、その先に光がある。苦しくて、悲しい時に励まされるメッセージです。

「よく来たね」

いこかぁちゃん

待っていて、受け入れてくれる人がいる。
多くを語らなくても「よく来たね」の一言がじんわりと心に染み入ります。

人生に迷ったときに「誰か教えて」と思うときの言葉

一生涯の間、何も波風がないと思ったら大間違いです。長い間には、いろいろ迷いもあれば失望もあり疑いに苦しむ日もあるでしょう。

それらが「ない」ことが大切なのではなくて、それらを「乗り切る」ことが大切なのです。

（渡辺和子さんの言葉より）

イノマタ　ヒロユキ

「乗り越えられない試練は起こらない」と信じて前に進みます。

今から20年後、あなたはやったことよりもやらなかったことを悔やむことになるだろう
（マーク・トウェイン）

青木　智宏

過去には戻れない。そして、今の自分次第で過去も変わってくるのだと感じています。やらないで悔やむよりも、やって悔やむ方が成長できると信じています。

『なるようになる』『願いは叶う』『思ったことは良い事も悪い事も実現する。だから良い事を考える』

ゆうこ

楽観的に、前向きに生きることは、ぐっと運を引き寄せる気がします。

「あなたが見てみたい世界にあなた自身がなりなさい」というガンジーの言葉は、自分が大事にしている「愛を与え受け取る人として、真に自由なあり方を体現して生きる」というあり方と繋がっていて、自分の人生をガイドしてくれるような言葉になっています

鵜川　洋明

目に映る世界を変えるためには、まず自分が変わることが大切なのですね。
自分で創造できると思うとわくわくします。

『やめる事を決める』

「やめればいいじゃん」と上司から言われた言葉。
一見乱暴な表現ですが、奥の深い言葉です。
物が増えれば雑になる。事が増えればミスが出る。
要らない物は捨てる。捨てれば必要な物だけになる。

杉村　秀樹　会社組織人です

「やめること」はなかなか難しいものです。やめる勇気、捨てる勇気も大切です。
手放すことで意外に楽になるものです。

この世界を全力で肯定する言葉たち。

(1) What A Wonderful World.
（この世は何て素晴らしいんだ）
ルイ・アームストロング

(2) Don't worry,Be happy（心配ないさ　さあ楽しく行こう）
ボビー・マクファーリン

(3) 私たちは、大きいことはできません。
小さなことを大きな愛をもって行うだけです
マザーテレサ

maya sato

「頼れる人を100人持つより、100人から頼られた方が人は強くなれる」

カウンセラー　篠原　敦也

相手の信頼や尊敬に足る人間になるためには、今よりも成長する必要があるのかもしれません。

「為せば成る　為さねば成らぬ何事も　成らぬは人の為さぬなりけり」

目標を実現できないのは他責ではなく、自身がやるべき事を行っていない自責。本気で実現したければ、やるべき事を行えば良いだけと考えれば、気持ちが引き締まり、実現できる事も増える。

ワタナベ　タツヤ

行動することの大切さは身に染みて感じています。
目標に向かって、地図を描き試行錯誤していきます。

皆様ご存じの言葉です。釈尊の「諸行無常」常に物事はとどまらず移り変わるもので、俗世では変化はつきものであると考えれば心は固まらないように保つことができ執着は減りますね。また、「禍福は糾える縄のごとし」という言葉が史記・南越伝にあります。うまくいかないときは悪いほうばかり見ずいずれ変化が訪れるという気持ちで過ごせば闇にも一筋の妙光が道を照らしてくれるものです。

伝統鍼灸　蒼天堂治療院　尾崎　真哉

夫のうつと根気よくお付き合いをしてくださった先生です。この言葉の通り変化を迎えることができました。感謝しています。

人との関係に疲れたときにかけてもらいたい言葉

「別の場所でがんばった方がいい」

私が会社を辞めるかどうか迷っている時に、久しぶりに電話で話した友だちから言われた言葉です。男女で働き方が大きく異なることから働く意欲を失いながらも、戦わずに仕事を辞めるのは卑怯なのではないかと悩んでいた時に、より効果的にエネルギーを使える場所で戦うべきだと指摘されました。たまたまかかってきた電話の言葉に救われたことに、大きな力を感じました。

千葉　聡子

何か決断することが必要な時に必要な言葉をタイミングよくかけてくれた、お友だちの存在は大きいですね。なりたい自分になるタイミングだったのかもしれません。お友だちの優しさに感動です。

「後のことはどうにでも出来るから、仕事なんかいつでも辞めていいよ。○○の体が一番大事なんだから」

（姉から言われた言葉）

この言葉を言われるまで思い詰めていた気持ちが、一気に軽くなって、仕事でも程よく力を抜ける様になりました。また、大変な時でもまた頑張れる力と心の余裕を持てる様になりました。

T・Y

自分を思ってくれている素敵なお姉さんですね。「心の余裕を持つ」とは、言うは易く行うは難しです。それを導いてくれた、お姉さんの優しさが心に染み入ります。

【他人は変えられない】

あの人は、なぜ、そんな事を言うのだろう、なぜ分からないのだろう、自分基準で思い通りにいかず相手にイライラする不満を持つ。他人には他人の人生があり、良いとか悪いとかジャッジしない。他人を変えることは出来ないけれど自分の認知を変えることで楽に生きていけると思う。

K・K

私も、あの人が「こうしてくれたら、ああしてくれたら」と相手を変えることに全集中していた時期がありました。相手ではなく自分が変わることで自分に主導権を取り戻したことで、今は「自分らしく」毎日を過ごせるようになってきたと感じています。

『運鈍根《うんどんこん》プラス感』

就職した時に上司から教えて頂いた言葉です。
○運を味方に付けるように周りをよく観察して動く
○鈍感にならなくてはならない場面が必ず来る。
その時のために準備しておき、感情をコントロールする癖をつける
○根を張り吸収できるようにどんな時でも柔軟に感じる事が大切
根拠もないやる気が生まれた

けーちゃん

チャンスを逃さない心づもりの大切さを教えてくれる言葉ですね。

「案ずるより産むが易し」

登校拒否をしていた小学1年生の頃に父に貰った言葉です。

当時は学校に行くのが怖くて理由をつけては休んでいたのですが、父にこの言葉を貰ってからは学校に行けるようになりました。

小学1年生には難しい言葉でしたが、おまじないのように唱えると、学校が怖くなくなったのを覚えています。

さわさん

「こわくて、つらい時」にお父様の言葉をそのまま受け取られて、物事は、あれこれ心配するほど難しくないと気づき、心が変化し、世界も変わったのかもしれませんね。小学生にして「自分」というものを持つことができたのだと感じました。

誰もが憧れる、佇まいが美しい方と食事をしている時、どうして私と会ってくれたのかなぁって聞いてみた。『出会った方全員と会ってたら365日足りない。そんな中で、あなたに心が動いたから今こうして会っているんだよ』

井上　千佳子

いつも自然体で、心地よく過ごすことは、相手までも安らいだ気持ちにさせる。
それは千佳さんの魅力のひとつです。

「友は一生の宝物」

相模女子大の大学院で、この言葉を再認識しました。大学の卒論を書いて困っている時に友人が粋な計らいをしてくれ助けてくれました。困った時に協力し合え、助け合える仲間に感謝、感激です。

サカもっちゃん

困っている時に助けてくれる仲間がいることは、とても幸せなことですね。助け合いが循環していく関係はとても素敵です。

心理的柔軟性を高めるための言葉として「ちょうどよかった」という言葉を学びました。その後、思っていたのと違うことが起こった時に「ちょうどよかった」と考えることで、嫌な気持ちにならず未来が楽しみになっています。これからも大切にしたい言葉です。

ひかり

事実はたったひとつだけ起こっているけれど、その受け取り方は無限大です。「ちょうどよかった」と考えること自体が、ほんとにちょうど良いです。

――もし宇宙に愛する人が存在しないのなら、そんな宇宙は大したものではない――

宇宙物理学者スティーブン・ホーキング博士の言葉です。ホーキングは宇宙の真理を生涯を賭けて追った人です。理性を駆使して世界を解明する科学者でしたが、彼の口からこの言葉が出たことに感動します。言い換えれば、僕だけしかいない宇宙なんてつまらない。人と出会うために宇宙は存在すると伝えているように聞こえます。そんな宇宙ならば生きる価値があると思いました。

蓮

私たちは様々な出会いや別れがあり、人との関わりの中で生きています。日々泣いたり笑ったりして関わる人たちがいる。それが生きていくということなのですね。

「やる気」をひと押ししてくれる言葉

人生は盛大なパーティー。楽しまなければつまらないじゃない。まだ自由に体が動けるうちに、やりたいことをやる！

Wellumu合同会社　代表社員　香取　美貴子（多発性硬化症をお持ちの女性）

つくづくそう思います。
一度きりの人生を「めーいっぱい」楽しまなければ！

『刹那を真剣に生きる』

「嫌われる勇気」アドラー心理学の本の一節です。

先を考えて不安になったり落胆したりする。今この瞬間を生きることに全力を注ぎ「刹那を真剣」に生きていれば自ずと結果がついてくる。

「私の生き方でいいんだぁ」と思えて、自分を肯定出来るようになるとビックリするほどミラクルが連発するようになりました。
自分を信じることの大切さを実感しています。

阿部　百合子（自分が好きになる体験学習の場　まほう堂）

起こってもいないことに怯えるのではなく、勇気を持って自分を好きになり、今を生きることの大切さ。これからの自分につながっていくのですね。

「人生はマラソンだ。努力する天才には勝てないが、努力しない天才には勝てるかもしれない」

これは、私が頑張っていこうとしたときに支えてくれた、めちゃくちゃ大好きなダメ親父の言葉です。良い父の面をたくさん見せてくれました。

あらゆる人の応援団　Ａｉ

大変な思いもご経験もされているかもしれないのに、笑顔や力強いパワーある言葉で元気をもらえます。偉大なお父さんですね。

Ａｉさんから他にこのような言葉をいただきました。

「常に無理目を狙う」「ダメで元々」「粘り強く・やり抜く・諦めない」「ダメだったら見えなくなるくらい撤退する」「お前は馬鹿じゃない普通だ」「グリッド力あるよね」「1万人に3人くらいの確率で珍しい人生だよね」

「Nice run」

市民マラソンを必死な形相で走っている時、沿道の見知らぬ人々からこう応援されると、凄く力が貰える魔法の言葉です。人生においても、みんなそれぞれの「Nice run」がありますね。

青山 紀美代

たった一言なのに、勇気づけられる言葉です。

「今取り組めば未来の自分が助かる」

サキ

未来の自分のために今できることを一歩一歩取り組んでいくと、何か起きそうです。ワクワクします。

「障がい者じゃけど、それは自分の一部でしかないんじゃ」

高校時代、部活で頚椎を損傷して首から下が動かなくなった牧野くんの言葉です。口に筆をくわえて絵や書をかいていました。日々に楽しさを見つける天才だった牧野くんでした。今でも声が聞こえてきます。

ちばちゃん

生きる勇気をいただいたような感覚です。じぃーんと胸に響きます。考え深く心に刺さる言葉です。

相田みつをの「夢はでっかく根は深く」です。
どれだけ大きな夢があっても、1日1日「あーめんどくさい」と思うようなことを地道にやりきれるかが大きな夢を成し遂げるかの分かれ道だと自分に言い聞かせています。

南　翔伍　一般社団法人ペアチル代表理事

「あーめんどくさい」と気持ちが進まないと思う時に、面白がってそんな自分自身を楽しめるかが、なりたい自分、夢を実現させるキーだと感じています。

四十、五十は洟垂れ小僧　六十、七十は働き盛り　九十になってお迎えが来たら　百まで待てと追い返せ
（渋沢栄一の名言）

数十年前にこの言葉を知りました。
両親共に60代で亡くなり、自分も60代で亡くなるのではと不安でしたが、このような心持ちで生きれば元気で生きられる。そして何事にも遅いということはないのだと思いました。

寛（kutsurogi）アートセラピールーム　小林　ともこ

渋沢栄一氏の、この強い言葉は多様な生き方が許容される今の令和の時代にも確かに通じると感じます。
何事にも遅いということはない。気が付いた時から挑戦できるのですね。

「まだ見ぬ者のために」

高校時代の部活（マーチングバンド）の中で思いついた言葉。今やっている事はそこにいる自分や周りの人たちだけに関係することではなく、これから入学してくるまだ見たことがない後輩たちのためでもある。全てのことが未来に続いているのだから、自分の目先のことだけを考えるのではなく、これからの人たちのことも考えながら思考し行動しようという気持ちに変化し、仕事やプライベートな活動のシーンなどでそれをずっと心に留めて今でも意識し続けている。

山﨑　かおる

世代を越えて繋がっているのですね。今、目の前にいる誰か他のためにだけではなく、未来へとつなぐことの大切さを感じます。

No matter what you are doing, always be the best at it.
If you’re bad at something, own it and get better.
If you are good at it, be great with it.

何をやるにせよ全てを尽くせ　常に全力を出す　たとえ不得意だとしても、悪い中でも全力であれ　もし得意なら、全力であれ

Scott Cooper

大好きで尊敬している娘のアメリカのお父さんからの言葉。
全力を尽くすからこそ辿り着けるもの、見える景色がある。私も挑戦していきます。

努力しても報われるとは限らないが、努力しなければ絶対に報われない。

井坂　聡

努力があってこそ、得られるものがある。

大学院の授業でも脚本も撮影のいろはも知らない私たちが先生のご指導の下、何度も試行錯誤しながらも企画・宣伝を含め演劇をプロデュースするという貴重かつ大変な体験をさせていただき、知らないことを知る喜びを学びました。一生に残る経験です。

あなたにとって
「お守りになるような言葉」は
なんですか？

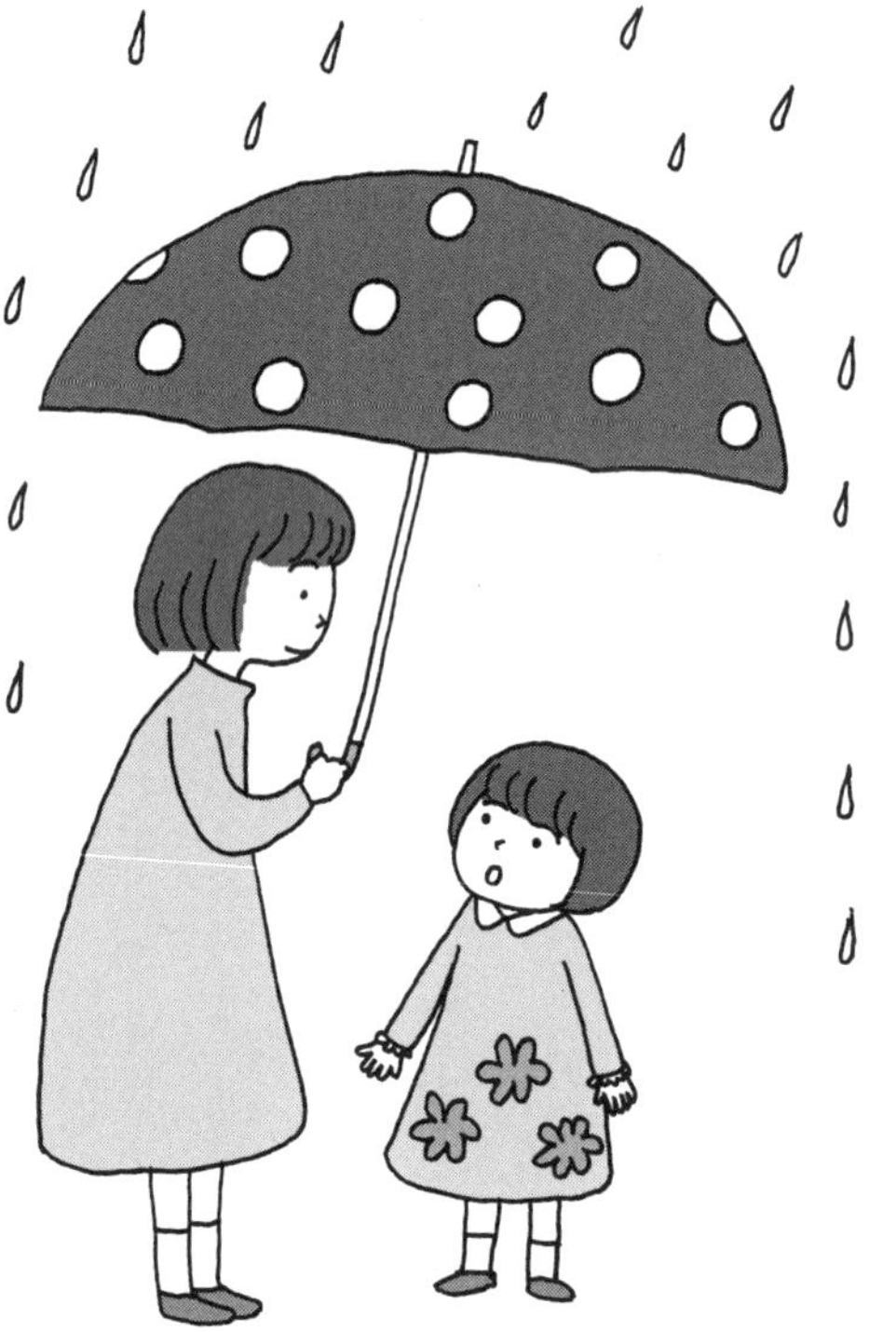

イラスト：細川貂々

おわりに

本書の出版にあたり御協力くださった50人の皆様および、生まれて初めて本を作成する不慣れな私のためにイラストを描いてくださった細川貂々様、本当にありがとうございます。

皆さま方の御協力のおかげで、この本が完成しました。この本を作るプロジェクトによって、私はなりたい自分にまた一歩近づくことができました。重ねてお礼申し上げます。

この『気になる人が90%「ほぼうつ」だと思ったら。』を作成する過程で私自身がたくさんの素敵なメッセージや言葉に触れることができ、「ほんわか、あたたかい気持ち」になりました。

この本を手に取り、読んでいただくことで少しでも心が軽くなったり、「これで良かったんだぁ」とか「こうしてみようかなぁ」と前向きな思いや温かい気持ちになっていただき、なりたい自分を見つけるきっかけとなり、あなたのお守りのような本となれたのであれば、これ以上の喜びはありません。

私が運営代表をしている「and feel happiness」では、〝うつをはじめとした、つらくなっている誰か〟を支えている方をサポートするための場づくりを行っています。

「and feel happiness」では、主にオンライン上でお話しをしたり、話を聞いたり、あるいは情報交換をしたり、時にはマインドフルネスの体験をするなど、本当に気楽な交流の場所です。

詳しくは https://andhappiness2022.com/
またはＱＲコードからプロフィールリンクをご覧ください。

この本が少しでも多くの皆さまに届くことを願っています。

and feel happiness 代表　鎌田めぐみ

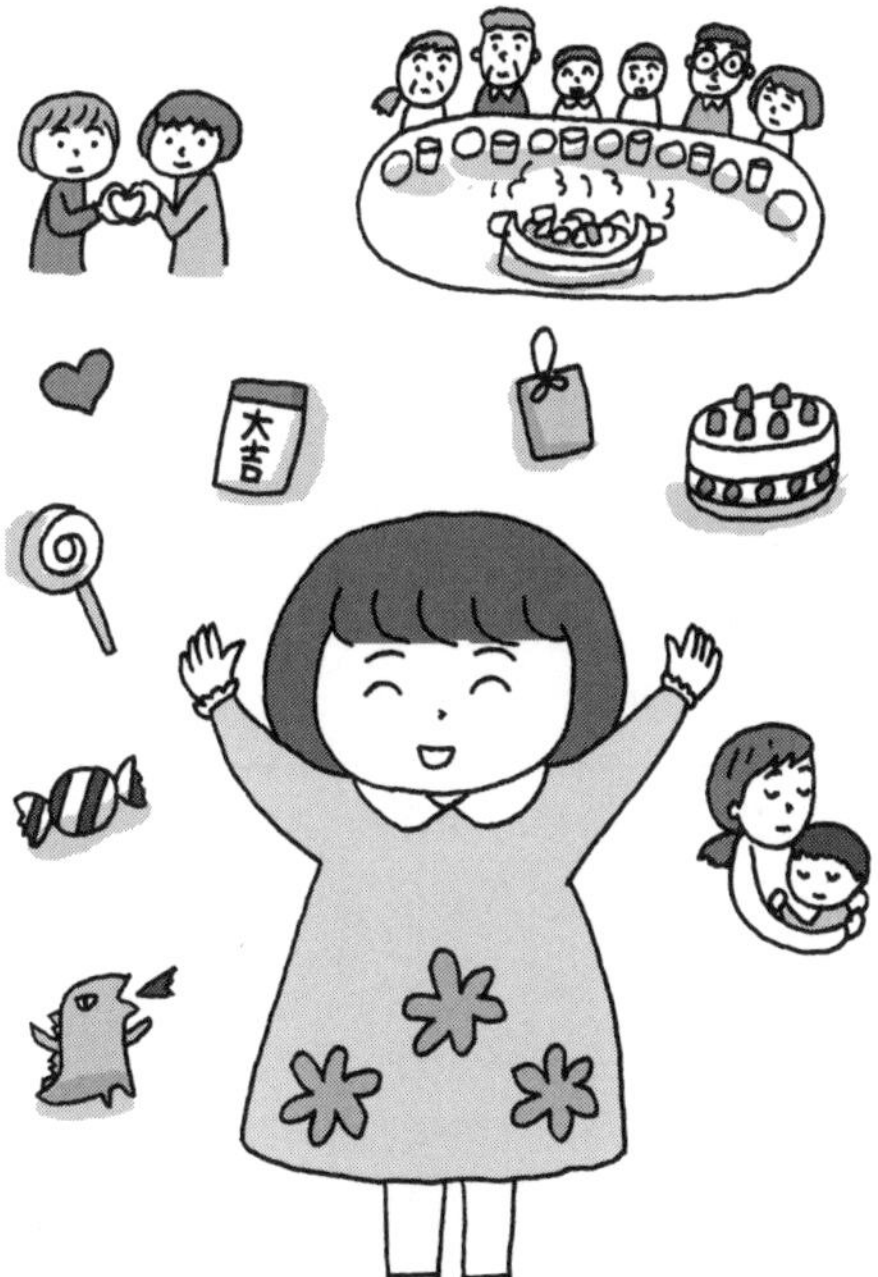

イラスト：細川貂々

鎌田めぐみ
愛知県出身。夫のうつと関わりつつ両親の介護、育児、仕事をしながら30代で武蔵野大学人間科学部（通信）を卒業。認定心理士、産業カウンセラー、国家資格キャリアコンサルタントを取得しカウンセラーとなる。40代では相模女子大学大学院社会起業研究科を卒業しMBAを取得。また、ソーシャル活動として「うつをはじめ“つらくなっている誰か”を支えている方をサポートする『and feel happiness』」を立ち上げている。

and feel happiness ホームページ　https://andhappiness2022.com/

気になる人が90％「ほぼうつ」だと思ったら。

2023年4月2日　第1版第1刷発行

著　　者　鎌田めぐみ
イラスト　細川貂々

発行者　小崎奈央子
発行所　株式会社けやき出版
〒190-0023　東京都立川市柴崎町3-9-2
コトリンク3階
TEL 042-525-9909／FAX 042-524-7736
https://keyaki-s.co.jp
編　集　柳澤義隆
D T P　小坂裕子
印　刷　シナノ書籍印刷株式会社

ISBN978-4-87751-629-1 C0011